BEI GRIN MACHT SICH IHR WISSEN BEZAHLT

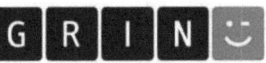

Belastungen von pflegenden Angehörigen. Welche Entlastungsmöglichkeiten gibt es?

Nadine Heringhaus

GRIN

Bibliografische Information der Deutschen Nationalbibliothek:

Die Deutsche Nationalbibliothek verzeichnet diese Publikation in der Deutschen Nationalbibliografie; detaillierte bibliografische Daten sind im Internet über http://dnb.d-nb.de abrufbar.

ISBN: 9783346288417
Dieses Buch ist auch als E-Book erhältlich.

Druck und Bindung: Books on Demand GmbH, Norderstedt Germany
Gedruckt auf säurefreiem Papier aus verantwortungsvollen Quellen

Das vorliegende Werk wurde sorgfältig erarbeitet. Dennoch übernehmen Autoren und Verlag für die Richtigkeit von Angaben, Hinweisen, Links und Ratschlägen sowie eventuelle Druckfehler keine Haftung.

Das Buch bei GRIN: https://www.grin.com/document/950316

Inhaltsverzeichnis

Abbildungsverzeichnis

Einleitung

Das Thema der demografischen Entwicklung und der immer älter werdenden Bevölkerung steht schon seit Jahren im öffentlichen Diskurs. Seit 1972 befindet sich Deutschland vor einer dreifachen Herausforderung (Becker, 2012, S. 16). Einerseits wird die Anzahl älterer Menschen aufgrund der höheren Lebenserwartung immer weiter ansteigen (Janson, 2019) und andererseits trägt das Sinken der Geburtenrate zur Veränderung des Generationenverhältnisses bei und die Bevölkerungspyramide nimmt zunehmend die Form einer Urne an (Becker, 2012, S. 16).

Der Trend des Alleinlebens, die steigende Anzahl der Ein-Personenhaushalte und die daraus resultierende Singularisierung des Alters verdeutlichen, dass es immer weniger Angehörige gibt, die die Pflege im häuslichen Umfeld übernehmen können. Die Zahl der Pflegebedürftigen belief sich im Jahr 2017 auf rund 3,4 Mio. und Experten prognostizieren bis 2050 einen Anstieg auf rund 5,9 Mio. (Bundesministerium für Gesundheit, 2019d, S. 15).

Aber was bedeutet dies für die Pflege? Lt. dem Institut der deutschen Wirtschaft (IW Köln, 2019) können bis zum Jahr 2035 rund 307.000 Pflegekräfte fehlen. Im Hinblick auf diese Veränderungen ist absehbar, dass die quantitative und qualitative Versorgung der pflegebedürftigen Menschen durch professionelle Pflegekräfte vor einer weiteren Herausforderung steht.

Wie wichtig werden die pflegenden Angehörigen zukünftig sein? Das Robert Koch-Institut [RKI] (2015) spricht heute schon von Deutschlands größtem Pflegedienst. In der Praxis wird deutlich, dass die Pflege durch Angehörige einen immer höheren Stellenwert einnimmt und somit auch die ambulanten Pflegedienste vermehrt zur Unterstützung herangezogen werden. Allerdings kommt auch den stationären Pflegeeinrichtungen eine zentrale Bedeutung zu, jedoch sind diese, aufgrund der vorherrschenden Rahmenbedingungen wie vor allem der Personalmangel, häufig mit negativer Kritik behaftet. Dieses Bild wird durch die Medien immer wieder verstärkt. So warfen die Sendungen „Team Wallraff - Undercover in deutschen Altenpflegeheimen" (RTL Online, 2014) und das Jenke Experiment „Plötzlich ein Pflegefall – was vom Leben bleibt" (RTL Online, 2019) ein bezeichnendes Schlaglicht auf die bestehenden Missstände in Pflegeheimen, was vermehrt dazu führt, dass Pflegebedürftige zu Hause in ihrer gewohnten Umgebung versorgt werden wollen.

Ziel dieser Hausarbeit ist es, Belastungen pflegender Angehöriger zu fokussieren und Entlastungsmöglichkeiten aufzuzeigen, wobei ich mich mit folgenden Fragen auseinandersetze:

1. Wie und in welchen Bereichen fühlen sich pflegende Angehörige überlastet?
2. Welche Entlastungsmöglichkeiten gibt es für pflegende Angehörige?

Die vorliegende Hausarbeit wird zunächst einen Einblick in die unterschiedlichen Bereiche der Belastungen sowie den Begriff der pflegenden Angehörigen geben. Der daran anschließende Essay wird einen theoretischen Abriss über den von Blom und Duijnstee (1999) entwickelten Pflegekompass offerieren.

Um das subjektive Belastungsempfinden pflegender Angehöriger näher darzulegen, wurde ein Fragebogen zum Thema „Belastungen pflegender Angehöriger" von 17 pflegenden Angehörigen anonym beantwortet. Im vierten Kapitel dieser Hausarbeit erfolgt eine Zusammenfassung der quantitativen Datenerhebung und daran anschließend werden die am häufigsten in Anspruch genommenen Entlastungsmöglichkeiten aufgezeigt und erläutert.

1 Theoretische Grundlagen

Im Folgenden wird der Begriff der Belastung mit ihren psychischen, physischen und sonstigen Teilbereichen definiert und das Bild der pflegenden Angehörigen näher erörtert. „Der Zorgkompass" nach Blom und Duijnstee (1999) ist neben anderen Modellen ein bekanntes Instrument, um Belastungen von pflegenden Angehöriger zu erheben.

2 Definitionen

2.1 Belastung

Der Begriff der Belastung wird vielfach unterschiedlich interpretiert. Gräßel und Behrndt (2016) unterscheiden die subjektive und objektive Belastung.

„Subjektiv" bezieht sich hier auf die Wahrnehmung und Bewertung der Pflegenden, wobei sich „objektiv", unabhängig von den Bewertungsvorgängen, z.B. auf die Dauer der Pflegezeit bezieht.

Belastungen sind nach Blom und Duijnstee (1999, S. 24) das Verhältnis zwischen zu tragender Last und Belastbarkeit von pflegenden Angehörigen, welche durch Feststellung der positiven wie auch negativen Punkte bestimmt werden kann.

Georg und Frowein beschreiben die Belastung als „Summe aller Einflüsse, die auf einen Menschen einwirken. [...] ." (Georg & Georg-Frowein, 2001, S. 106). Im Alter entsteht ein Ungleichgewicht zwischen Belastung und Belastbarkeit. Während Belastungen im Alter zunehmen, nimmt die Belastbarkeit, die psychische und physische Widerstandskraft ab.

Die von den Angehörige am häufigsten angegebenen Probleme liegen im finanziellen, körperlichen, seelischen und sozialen Bereich (Specht-Tomann, 2009, S. 81).

2.1.1 Psychische Belastung

Psychische Belastung wird arbeitswissenschaftlich definiert als „die Gesamtheit der erfassbaren Einflüsse, die von außen auf den Menschen zukommen und auf ihn psychisch einwirken [...]." (Häcker & Stapf, 2004, S. 118) und werden bei pflegenden Angehörigen u.a. ausgelöst durch plötzlich eintretende Pflegebedürftigkeit eines nahen Angehörigen und dem damit einhergehendem Gefühl der Überforderung und dem Druck, diese neue Lebenssituation nicht meistern zu können.

Nach Gröning, Kunstmann und Rensing (2004) erfordern zunehmende Einschränkungen des Pflegebedürftigen sowie Verhaltens- und Persönlichkeitsveränderungen eine Neuorientierung der Pflegenden.

Weitere Anzeichen der psychischen Belastungen sind gedankliche Fixierungen an die Situation zu Hause oder aber auch der soziale Rückzug der Pflegenden sowie die Verzweiflung, weil sich die Situation trotz größter Anstrengung immer weiter verschlechtert (Specht-Tomann, 2009, 88 f).

2.1.2 Physische Belastung

Specht-Tomann (2009, S. 84) spricht von physischer Belastung durch die Überbeanspruchung des Körpers während pflegerischer Tätigkeiten, wie z.B. dem Positionieren des pflegebedürftigen Menschen oder aber auch die anfallende Mehrarbeit im Haushalt.

Die Folgen dieser Überbelastungen sind häufig körperliche Beschwerden, wie z.B. Rückenschmerzen, Verspannungen und Magenverstimmungen bis hin zu Schlafstörungen.

Im Vergleich zur Normalbevölkerung sind nach Gräßel (1998) mehr als die Hälfte der pflegenden Angehörigen überlastet und weisen körperliche Beschwerden auf. Belastung und Beschwerden stehen in Wechselwirkung zueinander, denn bei Zunahme der Belastung durch pflegerische Tätigkeiten kommt es vermehrt zu gesundheitlichen Beschwerden und umgekehrt können gesundheitliche Beschwerden dazu führen, dass Pflegetätigkeiten als größere Belastung wahrgenommen werden (Gräßel, 1998).

2.1.3 Sonstige Belastungen

In der vorliegenden Hausarbeit werden unter sonstigen Belastungen, Aspekte wie finanzielle, zeitliche, räumliche und soziale Schwierigkeiten bzw. Probleme sowie die ständige Konfrontation mit Krankheit und Tod, Unsicherheit und Rollenumkehr (Kinder pflegen ihre Eltern) zusammengefasst.

2.2 Pflegende Angehörige (Laienpflege)

Pflegende Angehörige sind nach § 19 SGB XI[1] unter dem „Begriff der Pflegeperson" niedergelegt. Hier heißt es:

„Pflegepersonen im Sinne dieses Buches sind Personen, die nicht erwerbsmäßig einen Pflegebedürftigen im Sinne des § 14 in seiner häuslichen Umgebung pflegen. Leistungen zur sozialen Sicherung nach § 44 erhält eine Pflegeperson nur dann, wenn sie eine oder mehrere pflegebedürftige Personen wenigstens zehn Stunden wöchentlich, verteilt auf regelmäßig mindestens zwei Tage in der Woche, pflegt."

Neben dem Begriff der pflegenden Angehörigen findet auch der Begriff der Laienpflege Verwendung. Laienpflege wird aus dem niederländischen Begriff Mantelsorge abgeleitet und kennzeichnet jene Art von Pflege, „die von einer Person einer anderen auf der Basis der Bereitschaft zur Gegenseitigkeit gegeben wird." (Georg & Georg-Frowein, 2001, S. 498).

Laienpflegende haben in der Regel keine pflegerische Ausbildung. „Da die informell Pflegenden häufig in der individuellen Situation und den Einzelfall betreffend Experten sind, ist der oft gebrauchte Begriff ‚Laienpflege' unzureichend." (Overmöhle, 2017, S. 358).

Zwischen Laienpflegenden und Pflegebedürftigen herrscht eine persönliche und emotionale Betroffenheit (Arets, Obex & Vaessen, 1996, S. 24).

---

[1] Elftes Sozialgesetzbuch – Soziale Pflegeversicherung

3 Pflegekompass

Marco Blom und Mia Duijnstee (1999, 67 ff) entwickelten 1993 den sogenannten „Zorgkompass", welcher ins deutsche als „Pflegekompass" übersetzt und über mehrere Monate an der Fachhochschule in Osnabrück erprobt wurde.

Der Pflegekompass ist ein geeignetes Instrument, um Belastungen pflegender Angehöriger zu erheben. Ziel ist es, die Belastungen zu verstehen und den Blick der professionellen Pflegekräfte hinsichtlich des Unterstützungsbedarf zu erweitern (Blom et al., 1999, S. 80).

Die Fragen des Pflegekompasses sind strukturell logisch so aufgebaut, dass sich der Angehörige erst einmal an die Interviewsituation gewöhnen kann, indem vorerst der Pflegebedürftige mit seiner Biografie und Krankheitsgeschichte in den Mittelpunkt des Fragebogens rückt. Nachdem der Fokus auf die alltäglichen Verrichtungen und das Verhalten des Pflegebedürftigen genommen wurde, konzentriert man sich auf die gesundheitliche, finanzielle und soziale Situation des Angehörigen sowie das Erleben der Pflege, um herauszufinden, in welchem Bereich die größten Probleme gesehen werden. Neben der objektiv erfassbaren Pflegesituation, welche das individuell empfundene Belastungsausmaß beeinflusst, gibt es zudem die subjektiv erlebte Belastung der Handhabung, Akzeptanz und Motivation (Blom et al., 1999, 77 f).

Wenn Angehörige das Gefühl der Kontrolle haben, gibt es ihnen eine gewisse Ruhe. „Die Fähigkeit zur Bewältigung der Pflege hängt unter anderem von dem Maß ab, in dem der Angehörige aus seinen Erfahrungen zu lernen versteht und von dem Maß, in dem er auf Unterstützung von Verwandten und Bekannten zurückgreifen kann." (Blom et al., 1999, S. 26).

4 Die Situation pflegender Angehöriger

Aufgrund meiner Berufstätigkeit in der Altenpflege habe ich nahezu täglich Kontakt zu pflegenden Angehörigen, welche über ihre Situation und Belastungen jeglicher Art sprechen. Kritische Lebensereignisse treten stets unerwartet auf und pflegende Angehörige werden schlagartig vor neue Herausforderungen gestellt.

Traditionell wird die Pflege hochaltriger, bedürftiger Menschen immer noch vermehrt von Frauen übernommen (Bundesministerium für Gesundheit, 2018), wobei die Übernahme der vollen Pflegebereitschaft eines Angehörigen aufgrund der Berufstätigkeit und dem Wunsch nach Unabhängigkeit der Frau immer weiter sinkt. Zudem sprechen Frauen häufig von einer „Doppelbelastung", da sie neben der Ausübung ihrer Rollen als Mutter, Ehefrau und Arbeitnehmerin die Pflege eines Angehörigen übernehmen (Horn, 2002, 22). Angehörige wissen nicht genau, ab wann sie sich als in einem Prozess integriert betrachten, da sie mit der Zunahme der Kompetenzen und Sicherheit, automatisch in den Prozess der Pflege und Versorgung eines Pflegebedürftigen hineinwachsen (Horn, 2002, 18). Immer wieder trifft man auf erwachsene pflegende Kinder, die ihre Belastungsgrenze nicht erkennen. Dabei ist es wichtig, dass Angehörige für ihre eigene Entlastung sorgen, indem sie für ausreichend Schlaf, gesunde Ernährung und Entspannung sorgen. Doch wie schaffen es Angehörige, dieser Doppelbelastung über längere Zeit standzuhalten? Es ist der Gedanke und die Hoffnung der Genesung sowie die familiäre Verbundenheit (Horn, 2002, 18 ff). Andererseits passiert es nicht selten, dass sich Angehörige, vor allem Kinder, nicht einig sind, was die Pflege und Versorgung des pflegebedürftigen Elternteils betreffen. Weiter werden Belastungsfaktoren wie mangelnde Unterstützung und Zukunftsängste geäußert (Brink, 2002, 224 f).

5 Zusammenfassung der Ergebnisse des Fragebogens

Im Rahmen der vorliegenden Untersuchung wurden 15 weibliche und 2 männliche Personen befragt. Die Pflegeverantwortung wird zu knapp der Hälfte von den eigenen Kindern, gefolgt vom Ehe-/ Lebenspartner, den Eltern sowie den Großeltern übernommen *(s. Anhang 1, Frage 1 + 2).*

Es gibt vielerlei Motive für die Pflege zu Hause. So wird die Pflege überwiegend aus Liebe und Selbstverständlichkeit oder aufgrund eines verwandtschaftlichen Verhältnisses übernommen. Aber auch der moralisch-emotionale Zwang und das Versprechen werden von einigen Angehörigen angegeben, welches man auf das traditionelle Familienverständnis zurückführen kann. Ein wichtiges Kriterium ist außerdem die negative Darstellung von Heimen in den Medien *(s. Abb.1).*

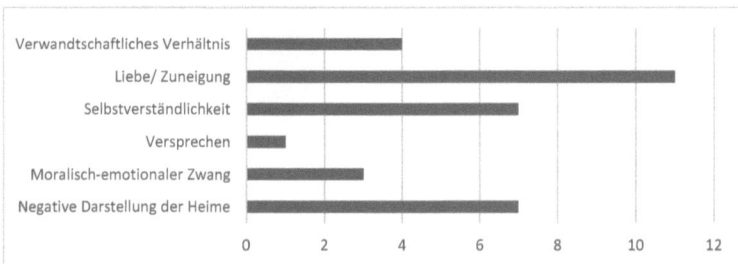

Abb. 1: Motive zur Pflege

Neben der häuslichen Pflegetätigkeit gehen 12 Personen (71%) einer Vollzeit-
bzw. Teilzeitbeschäftigung nach, wobei fünf Personen (29%) von ihrem
Arbeitgeber ausreichend Zeit für die Versorgung des Pflegebedürftigen gegeben
wird. Sieben Personen (41%) geben an, nicht die notwendige Zeit von ihrem
Arbeitgeber zu bekommen, was zu weiteren organisatorischen Herausforderungen
führt (s. Anhang 1, Frage 12).

Abbildung 2 zeigt, dass 88% der Befragten täglich zwischen 1 – 4 Stunden für die
Pflege und Versorgung der Pflegebedürftigen aufwenden. Dieses Ergebnis deckt
sich mit der Forsa-Umfrage von 2015 (DAK, 2015).

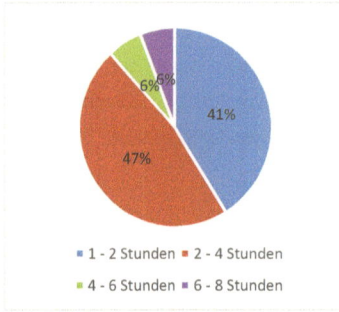

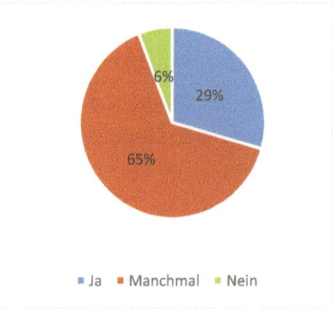

Abb. 2: Tägliche Pflegedauer/ Std. *Abb. 3: Schaffen von Freiraum*

Aufgrund der Kombination von Pflege und Berufstätigkeit, schaffen es fünf
Personen (29%), sich ausreichend Freiraum zu schaffen. Knapp zwei Drittel (65%)
schaffen es nur selten, genügend Zeit für sich zu finden (s. Abb.3).

Gehen pflegende Angehörige zu Beginn
positiv an diese neue Herausforderung
heran, stoßen viele jedoch nach einiger
Zeit an ihre Grenzen, was meistens auf
die Verschlechterung der Situation des
Pflegebedürftigen zurückzuführen ist.
16 (94%) Angehörige fühlen sich ab und
zu bis häufig überbelastet; hingegen
eine Person eine sehr häufige
Überbelastung angibt (s. Abb.4).

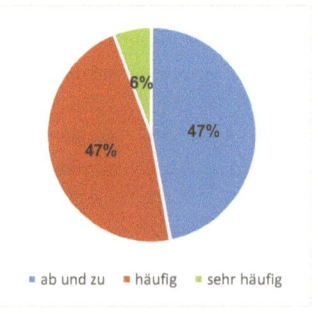

*Abb. 4: Häufigkeit der subjektiven
Belastung*

Zehn Pflegende geben an, sich aufgrund der stetigen Präsenz und der gedanklichen Fixierungen an die Situation zu Hause, psychisch belastet zu fühlen. Vier Personen fühlen sich allgemein überfordert, was man auf das gleichzeitige Ausüben mehrerer Rollen zurückführen kann (*s. Abb.5*).

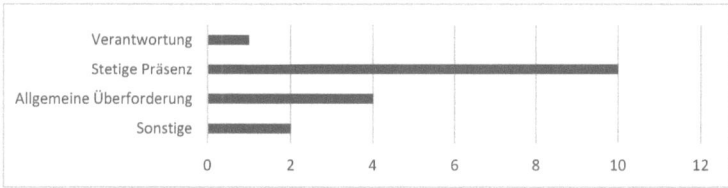

Abb. 5: Psychische Belastung

Körperliche Beschwerden sind in Pflegeberufen nicht selten. Durch zu wenig Kenntnisse im Handling beim Positionieren oder sonstigen pflegerischen Maßnahmen, klagen pflegende Angehörige häufig über Rückenschmerzen und Verspannungen im Schulterbereich. Zudem leiden sechs Angehörige unter Schlafstörungen bzw. gestörter Nachtruhe, was sich durch die nächtliche Versorgung, wie regelmäßiger Positionswechsel oder einen gestörten Tag-Nachtrhythmus des Pflegebedürftigen, erklären lassen kann (*s. Abb.6*).

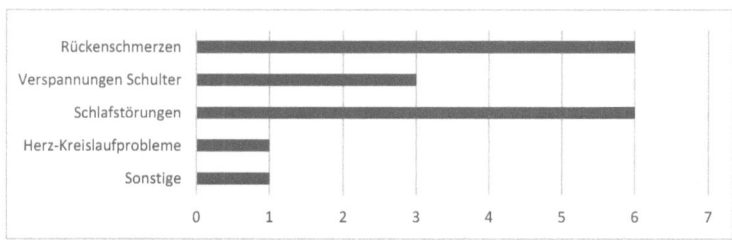

Abb. 6: Physische Belastung

Auch wenn kritische Lebensereignisse plötzlich auftreten, und vielen Angehörigen kaum Zeit bleibt, sich vor Pflegebeginn hinsichtlich der Pflege ausreichend zu informieren, fühlten sich jedoch ein Drittel gut informiert.
Zwei Drittel gaben an, sich mittelmäßig informiert gefühlt zu haben, wobei sich nur eine Person überhaupt nicht informiert gefühlt hat (*s. Anhang 1, Frage 3*).

Die Pflegesachleistungen bzw. das Pflegegeld werden von vier Personen für ausreichend gehalten. Der überwiegende Teil gibt an, dass die Leistungen der Pflegeversicherung nur teilweise ausreichen (*s. Anhang 1, Frage 6*), woraus sich ein Zusammenhang zu den in *Abbildung 7* genannten finanziellen Problemen erschließen lässt.

Aufgrund der „Doppelbelastung" fühlen sich 13 Personen aufgrund der wenigen Freizeit belastet. Acht Angehörige sehen in der ständigen Konfrontation mit Krankheit und Tod eine zusätzliche Belastung. Fünf Befragte haben Schwierigkeiten mit der Rollenumkehr (Kinder pflegen ihre Eltern). Vier Personen belastet zudem das mangelnde Fachwissen und weitere zwei Personen geben räumliche Probleme an (*s. Abb.7*).

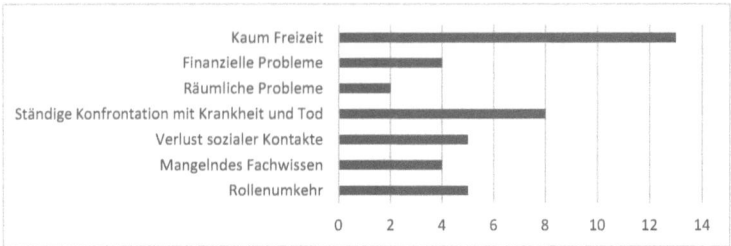

Abb. 7: Sonstige Belastungen

Abbildung 8 zeigt Entlastungsmöglichkeiten, die je nach Erkrankung und Pflegegrad von den Betroffenen in Anspruch genommen werden:
Zwölf Betroffene beziehen Leistungen eines ambulanten Pflegedienstes, wobei in diesem Zusammenhang auch gleichzeitig viele Haushaltshilfen hinzugezogen werden. Etwa ein Viertel nehmen die Kurzzeitpflege in Anspruch und lediglich drei Befragte ziehen das Angebot der Tagespflege hinzu. Des Weiteren wurden Essen auf Rädern, Palliativnetzwerke und Kirchengemeinden als zusätzliche Entlastung angegeben. Das Ergebnis der Umfrage zeigt, dass es nur selten Betroffene gibt, die keine Entlastungsmöglichkeiten hinzuziehen.

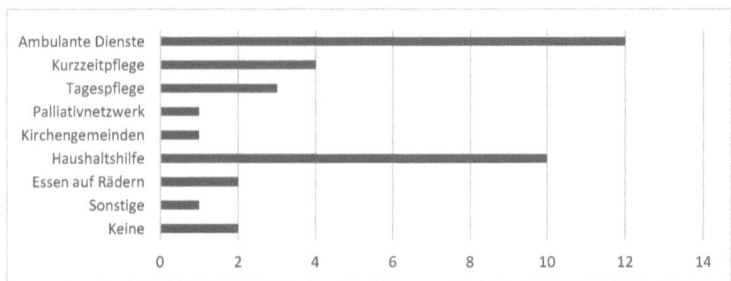

Abb. 8: Entlastungsmöglichkeiten

Insgesamt 15 Angehörige haben bereits Erfahrungen mit professionellen Pflegekräften gemacht, wobei sich 13 Personen in der Regel gut bis sehr gut wertgeschätzt fühlen. Zwei Angehörige gaben ein befriedigendes Gefühl der Wertschätzung an (s. Anhang 1, Frage 16).

Etwa die Hälfte der Befragten äußert Wünsche in Richtung des Freizeit- und Ausgleichsangebotes für pflegende Angehörige sowie eine umfassende ärztliche Betreuung. Drei Personen wünschen sich mehr Beratung bzw. Informationen zu Hilfsangeboten und eine Person interessiert sich für weitere Auskünfte zu Schulungen bzw. Kursen der Pflegekassen. (s. Abb.9).

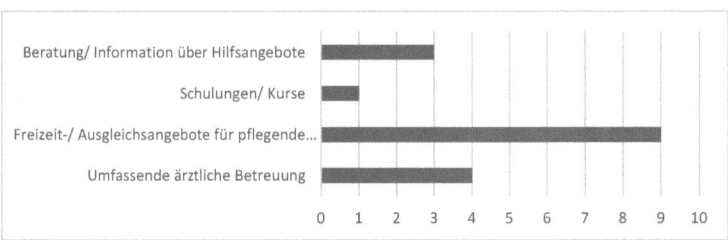

Abb. 9: Wünsche an Leistungen/ Angeboten

Trotz der psychischen, physischen, finanziellen und zeitlichen Belastungen würden 14 Befragte die Pflegeverantwortung erneut übernehmen. Zwei Personen sind sich unsicher und allein eine Person lehnt die erneute Übernahme einer Pflege ab (s. Anhang 1, Frage 13).

Die Angehörigen sind sich einig, wenn es um die zukünftige Wichtigkeit der pflegenden Angehörigen geht. Sie wird von zwölf Personen als äußerst wichtig und fünf Personen als sehr wichtig betrachtet. (s. Anhang 1, Frage 17).

6 Entlastungsmöglichkeiten für pflegende Angehörige

6.1 Pflegegeld - Pflegesachleistungen

Das Pflegegeld ist eine Geldleistung der Pflegeversicherung und wird gezahlt, wenn Pflegebedürftige nach § 37 SGB XI[2], ihre Pflege selbst sicherstellen möchten und nicht von professionellen Pflegekräften in der eigenen häuslichen Umgebung gepflegt werden.

Die Höhe des Pflegegeldes ist abhängig vom Pflegegrad und wird an den Pflegebedürftigen gezahlt, welcher über die Verwendung grundsätzlich frei

---

[2] Elftes Sozialgesetzbuch – Soziale Pflegeversicherung

verfügen kann (Bundesministerium für Gesundheit, 2019b). Meinen Erfahrungen nach geben Pflegebedürftige das Pflegegeld häufig an die sie versorgenden Personen weiter.

Unter die Pflegesachleistungen fallen alle pflegerischen Tätigkeiten, die von professionellen Pflegekräften im ambulanten oder teilstationären Bereich geleistet werden. Übernommen werden die Kosten bei Inanspruchnahme eines Pflegedienstes für Pflegebedürftige mit mindestens Pflegegrad 2. Der gesetzlich festgelegt Höchstbetrag richtet sich nach dem Pflegegrad (Bundesministerium für Gesundheit, 2019a). Das Pflegegeld und die Pflegesachleistungen können kombiniert werden.

6.2 Tagespflege - Nachtpflege

Nach § 41 Abs. 1 SGB XI[3] werden die Tagespflege und Nachtpflege folgendermaßen definiert:

„Pflegebedürftige der Pflegegrade 2 bis 5 haben Anspruch auf teilstationäre Pflege [...], wenn häusliche Pflege nicht in ausreichendem Umfang sichergestellt werden kann oder wenn dies zur Ergänzung oder Stärkung der häuslichen Pflege erforderlich ist. Die teilstationäre Pflege umfaßt [!] auch die notwendige Beförderung des Pflegebedürftigen [...]."

Die Tagespflege ist die stundenweise Betreuung in einer Pflege- bzw. Betreuungseinrichtung und wird meist von Pflegebedürftigen, deren Angehörige berufstätig sind, in Anspruch genommen. Pflegebedürftige werden meistens morgens abgeholt und nachmittags zurück nach Hause gebracht. Die Höhe der Leistung ist abhängig vom Pflegegrad, wobei Personen mit Pflegegrad 1 lediglich einen Entlastungsbetrag einsetzen können. Die Ansprüche auf ambulante Leistungen können neben der teilstationären Versorgung in vollem Umfang in Anspruch genommen werden (Bundesministerium für Gesundheit, 2019c).

6.3 Ambulante Pflege und Haushaltshilfe

Mit ambulanter Pflege, auch „häusliche" oder „mobile" Pflege genannt, werden Pflegebedürftige und ihre Angehörigen im Alltag unterstützt. Ambulante Pflege ermöglicht Betroffenen, in ihrer vertrauten Umgebung zu bleiben.
Pflegebedürftige Menschen erhalten medizinische, pflegerische und

---

[3] Elftes Sozialgesetzbuch – Soziale Pflegeversicherung

hauswirtschaftliche Versorgung. Ambulante Pflege und Betreuung kann durch einen ambulanten Pflegedienst, wie auch durch pflegende Angehörige durchgeführt werden. Pflegedienste kommen bei Bedarf mehrmals in der Woche oder mehrmals täglich ins Haus. Leistungen eines ambulanten Pflegedienstes sind körperbezogene Pflegemaßnahmen wie Waschen und Ankleiden, Betreuungsmaßnahmen wie Unterstützung bei der Alltagsgestaltung, häusliche Krankenpflege nach §37 SGB V[4] wie z.B. Medikamentengabe, Beratung und Hilfen bei der Haushaltsführung (Bundesministerium für Gesundheit, 2019a). Haushaltshilfen werden bereits am stärksten von älteren Menschen genutzt und können für Betroffene eine deutliche Entlastung sein. Sie übernehmen z.B. Tätigkeiten wie Waschen, Putzen, Bügeln oder Einkaufen. Die Übernahme der Kosten für die Inanspruchnahme eines Pflegedienstes ist abhängig vom Pflegegrad.

6.4 Kurzzeitpflege

Die Kurzzeitpflege entlastet die Angehörigen und ist gleichzeitig ein Tapetenwechsel für die Pflegebedürftigen. In bestimmten Situationen, wenn der Pflegebedürftige zu Hause nicht versorgt werden kann, z.B. nach einem Krankenhausaufenthalt, und für eine begrenzte Zeit auf vollstationäre Pflege angewiesen ist, sieht der Gesetzgeber die Möglichkeit einer Kurzzeitpflege vor.

Die Leistungen für die Kurzzeitpflege steht allen Pflegebedürftigen mit Pflegegrad 2 – 5 in gleicher Höhe zu. Betroffene mit Pflegegrad 1 können einen Entlastungsbetrag für die Kurzzeitpflege einsetzen. Die Kurzzeitpflege ist auf eine Dauer von 8 Wochen im Kalenderjahr beschränkt (Bundesministerium für Gesundheit, 2017).

7 Fazit

Mit der vorliegenden Hausarbeit sollten die Belastungen pflegender Angehöriger fokussiert und Entlastungsmöglichkeiten aufgezeigt werden. Anhand eines Fragebogens, der von 17 Angehörigen beantwortet wurde, ist es gelungen, einen Einblick in das subjektive Belastungsempfinden der Betroffenen zu schaffen.

In der Auswertung des Fragebogens wird deutlich, dass es überwiegend die eigenen erwachsenen Kinder sind, die die Pflegebereitschaft ihrer Eltern aus unterschiedlichen Motiven übernehmen, wobei hier häufiger die Frauen bzw.

---

[4] Fünftes Sozialgesetzbuch – Gesetzliche Krankenversicherung

Töchter im Vordergrund stehen. Gerade diese Generation ist es, die aufgrund des gleichzeitigen Ausübens mehrerer Rollen mehrfach belastet ist. Neben finanziellen und zeitlichen Belastungen fühlen sich Angehörige aufgrund der stetigen Präsenz beim Pflegebedürftigen psychisch belastet und beklagen außerdem Folgen von körperlichen Belastungen wie Rückenschmerzen, Verspannungen und Schlafstörungen. Des Weiteren sehen Angehörige Defizite hinsichtlich entlastender Angebote und wünschen sich durch eine verbesserte Beratung bezüglich Hilfs-, Ausgleichs- und Freizeitangebote sowie eine umfassende ärztliche Betreuung angemessen unterstützt zu werden.

Im gesellschaftlichen Diskurs steht unter anderem die Vereinbarkeit von Pflege und Beruf und die daraus resultierende Herausforderung, sich ausreichend Freiraum zu schaffen. Aufgrund der ständigen Konfrontation mit Krankheit und Tod ist die Pflege der eigenen Psychohygiene das A und O.

15 befragte Personen nehmen bereits entlastende Angebote wahr (*vgl. Abb.8*). Hierbei wird überwiegend die Unterstützung eines ambulanten Pflegedienstes sowie die Hilfe im Haushalt eingefordert. Nur knapp ein Viertel nehmen das Angebot der Kurzzeitpflege in Anspruch, was vermuten lässt, dass dies im Zusammenhang mit der negativen Kritik der stationären Pflegeheime steht. Noch seltener besuchen Pflegebedürftige die Tagespflege. Ein Grund für die seltene Inanspruchnahme dieser Angebote kann zum Teil die nur teilweise ausreichenden Leistungen der Pflegeversicherung sein.

Der Pflegekompass nach Blom und Duijnstee (1999) bietet eine weitere Möglichkeit, Belastungen pflegender Angehöriger einzuschätzen, allerdings ist diese qualitative Datenerhebung im Rahmen dieser Hausarbeit, aufgrund des enormen Umfangs, praktisch nicht möglich gewesen.

Nicht berücksichtigt wurden, bezogen auf die pflegenden Angehörigen, Aspekte wie Alter, Tätigkeiten der pflegerischen Übernahme sowie den eventuellen Unterschieden zwischen Männern und Frauen hinsichtlich des subjektiven Belastungsempfindens. Aufgrund der Komplexität dieses Themas, wurde in dieser Hausarbeit lediglich ein kleiner Einblick auf die Belastungen und Entlastungsmöglichkeiten pflegender Angehöriger gegeben und lässt somit ausreichend Spielraum für weitere Forschungen.

Literaturverzeichnis

Arets, J., Obex, F. & Vaessen, J. (1996). *Professionelle Pflege. Theoretische und praktische Grundlagen.* Laienpflege. Bocholt: Eicanos-Verl.

Becker, S. (2012). Demografische Herausforderungen. Demografischer Wandel: eine dreifache Herausforderung. In P. Bechtel & I. Smerdka-Arhelger (Hrsg.), *Pflege im Wandel gestalten - eine Führungsaufgabe. Lösungsansätze, Strategien, Chancen* (S. 15–23). Berlin: Springer.

Blom, M., Duijnstee, M. & Schnepp, W. (Hrsg.). (1999). *Wie soll ich das nur aushalten? Mit dem Pflegekompaß die Belastung pflegender Angehöriger einschätzen.* Bern: Eicanos im Verl. Huber.

Brink, L. (2002). Was belastet pflegende Angehörige von Apoplexbetroffenen? In W. Schnepp (Hrsg.), *Angehörige pflegen* (Familienpflege, 1. Aufl., S. 219–238). Bern: Huber.

Bundesministerium für Gesundheit. (2017). *Kurzzeitpflege.* https://www.bundesgesundheitsministerium.de/kurzzeitpflege.html [14.07.2020].

Bundesministerium für Gesundheit. (2018). *Beschäftigte in der Pflege.* https://www.bundesgesundheitsministerium.de/themen/pflege/pflegekraefte/beschaeftigte.html [30.06.2020].

Bundesministerium für Gesundheit. (2019a). *Pflegedienst und Pflegesachleistungen.* https://www.bundesgesundheitsministerium.de/pflegedienst-und-pflegesachleistungen.html [12.07.2020].

Bundesministerium für Gesundheit. (2019b). *Pflegegeld.* https://www.bundesgesundheitsministerium.de/pflegegeld.html [18.07.2020].

Bundesministerium für Gesundheit. (2019c). *Tagespflege und Nachtpflege.* https://www.bundesgesundheitsministerium.de/tagespflege-und-nachtpflege.html [14.07.2020].

Bundesministerium für Gesundheit. (2019d). Zahlen und Fakten zur Pflegeversicherung. Bevölkerungsentwicklung in der Bundesrepublik Deutschland. https://www.bundesgesundheitsministerium.de/fileadmin/Dateien/Downloads/Statistiken/Pflegeversicherung/Zahlen_und_Fakten/Zahlen-u-Fakten-zur-Pflegeversicherung_2019.pdf [05.07.2020].

DAK. (2015). Durchschnittliche tägliche Pflegezeit von pflegenden Angehörigen nach Geschlecht 2015. *Pflege-Report, 32.* https://de.statista.com/statistik/daten/studie/471565/umfrage/durchschnittliche-taegliche-pflegezeit-von-pflegenden-angehoerigen-nach-geschlecht/ [08.07.2020].

Georg, J. & Georg-Frowein (Hrsg.). (2001). *PflegeLexikon* (2., unveränd. Aufl.). Bern: Huber.

Gräßel, E. (1998). Pflegende Angehörige: Hilfe auch durch Ärzte. *Deutsches Ärzteblatt 95* (39), 2382–2383. https://cdn.aerzteblatt.de/pdf/95/39/a2382.pdf [27.06.2020].

Gräßel, E. & Behrndt, E.-M. (2016). Belastungen und Entlastungsmöglichkeiten für pflegende Angehörige. In K. Jacobs, A. Kuhlmey, S. Greß, J. Klauber & A. Schwinger (Hrsg.), *Pflege-Report 2016. Die Pflegenden im Fokus* (S. 169–188). Belastungen und Entlastungsangebote für pflegende Angehörige. Stuttgart: Schattauer Verlag.

Gröning, K., Kunstmann, A.-C. & Rensing, E. (2004). *In guten wie in schlechten Tagen. Konfliktfelder in der häuslichen Pflege.* Frankfurt am Main: Mabuse-Verl.

Häcker, H. & Stapf, K. (2004). *Dorsch Psychologisches Wörterbuch. [15000 Stichwörter 800 Testnachweise].* Bern [u.a.]: Huber.

Horn, A. (2002). Man wächst da einfach rein. In W. Schnepp (Hrsg.), *Angehörige pflegen* (Familienpflege, 1. Aufl., 14-40). Bern: Huber [02.07.2020].

IW Köln (statista, Hrsg.). (2019). *Fachkräftemangel - Bedarf an Pflegekräften in Deutschland bis 2035.* https://de.statista.com/statistik/daten/studie/172651/ umfrage/bedarf-an-pflegekraeften-2025/ [27.06.2020].

Janson, M. (2019, 19. August). So stark altert die deutsche Bevölkerung bis 2060. *Statista.* https://de.statista.com/infografik/19053/altersaufbau-der-deutschen-bevoelkerung/ [02.07.2020].

Overmöhle, B. (2017). Pflege und Assistenz. Informelle Pflege. In J. Nicklas-Faust & R. Scharringhausen (Hrsg.), *Heilerziehungspflege* [Neubearbeitung 2017], 1. Auflage, S. 358). Berlin: Cornelsen.

Robert Koch-Institut. (2015). Pflegende Angehörige – Deutschlands größter Pflegedienst. *GBE kompakt, 6* (3). http://www.gbe-bund.de/pdf/GBE_kompakt_ 03_2015_pflegende_angehoerige.pdf.

RTL Online (2014, 7. Mai). Team Wallraff: Undercover in deutschen Altenpflegeheimen. *RTL Online.* https://www.rtl.de/cms/team-wallraff-undercover-in-deutschen-altenpflegeheimen-1895687.html [30.06.2020].

RTL Online (2019, 1. Dezember). Das Jenke-Experiment: Plötzlich ein Pflegefall - was vom Leben bleibt. *RTL Online.* https://www.rtl.de/cms/das-jenke-experiment-ploetzlich-ein-pflegefall-was-vom-leben-bleibt-4446689.html [10.07.2020].

Specht-Tomann, M. (2009). *Ich bleibe bei dir bis zuletzt. Hilfestellung für pflegende Angehörige.* Freiburg, Br.: Kreuz.

Anlage 1: Originale Auswertung des Fragebogens „Belastungen von pflegenden Angehörigen"

Belastungen von pflegenden Angehörigen/ Hausarbeit

1. Ihr Geschlecht: *

Anzahl Teilnehmer: 17

2 (11.8%): männlich

15 (88.2%): weiblich

- (0.0%): divers

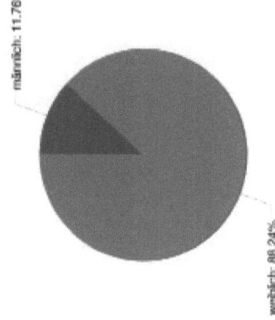

männlich: 11.76%

weiblich: 88.24%

2. In welchem verwandtschaftlichen/ sonstigen Verhältnis stehen Sie zu der pflegebedürftigen Person? *

Anzahl Teilnehmer: 17

2 (11.8%): Ehe-/
Lebenspartner

2 (11.8%): Mutter/ Vater

- (0.0%): Schwester/
Bruder

8 (47.1%): Tochter/ Sohn

2 (11.8%): Großmutter/
Großvater

1 (5.9%):
Schwiegertochter/
Schwiegersohn

- (0.0%): Tante/ Onkel

- (0.0%): Nachbarin/
Nachbar

1 (5.9%): Freund/
Bekannte

1 (5.9%): Sonstige

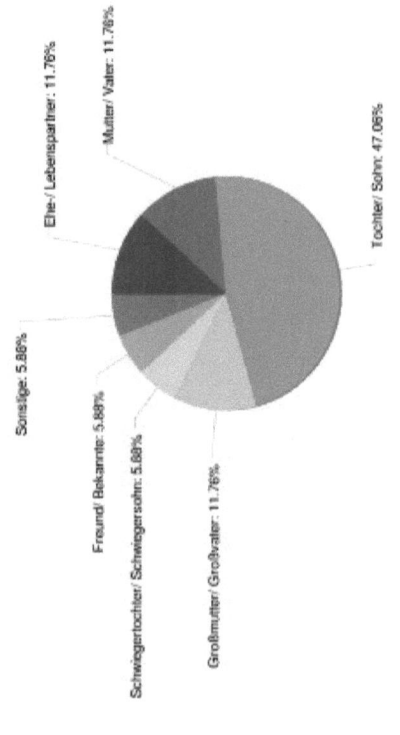

Mutter/ Vater: 11.76%

Ehe-/ Lebenspartner: 11.76%

Tochter/ Sohn: 47.06%

Sonstige: 5.88%

Freund/ Bekannte: 5.88%

Schwiegertochter/ Schwiegersohn: 5.88%

Großmutter/ Großvater: 11.76%

3. Waren Sie zu Beginn Ihrer Betreuungs- bzw. Pflegearbeit hinsichtlich der Pflege ausreichend informiert (z.B. durch Arzt, Pflegepersonal vom Krankenhaus, usw.)? *

Anzahl Teilnehmer: 17

6 (35.3%): Ich war gut informiert

10 (58.8%): Ich war mittelmäßig informiert

- (0.0%): Ich war sehr schlecht darüber informiert

1 (5.9%): Darüber war ich überhaupt nicht informiert

Ich war gut informiert: 35.29%

Darüber war ich überhaupt nicht informiert: 5.88%

Ich war mittelmäßig informiert: 58.82%

4. **Welche Motive waren für Sie ausschlaggebend, die Pflege der betreuungsbedürftigen Person zu übernehmen?** (Maximal 2 Antworten möglich)

Anzahl Teilnehmer: 17

4 (23.5%):
Verwandtschaftliches
Verhältnis

11 (64.7%): Liebe und
Zuneigung

7 (41.2%):
Selbstverständlichkeit

1 (5.9%): Versprechen

- (0.0%):
Nachbarschaftliches
Verhältnis

- (0.0%): Finanzielle
Gründe

3 (17.6%): moralisch-
emotionaler Zwang
(Pflegebedürftige /r,
Familie Gesellschaft)

- (0.0%): schlechtes
Gewissen

7 (41.2%): negative
Darstellung der Heime in
den Medien

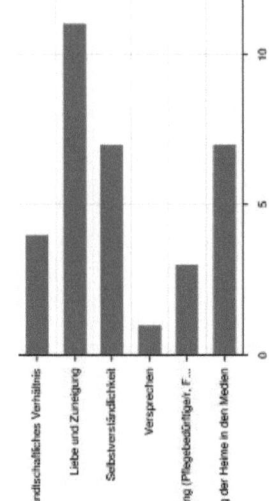

5. Wie viele Stunden pro Tag wenden Sie etwa für die Betreuuung / Pflege als Hauptpflegeperson auf? *

Anzahl Teilnehmer: 17

7 (41.2%): 1 - 2 Stunden

8 (47.1%): 2 - 4 Stunden

1 (5.9%): 4 - 6 Stunden

1 (5.9%): 6 - 8 Stunden

- (0.0%): mehr als 8
Stunden

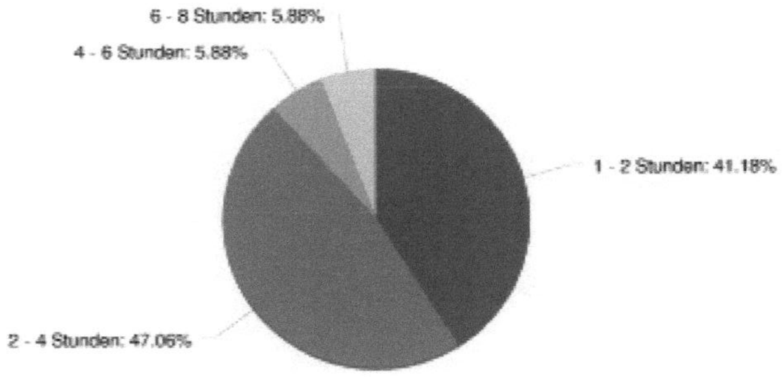

1 - 2 Stunden: 41.18%

2 - 4 Stunden: 47.06%

4 - 6 Stunden: 5.88%

6 - 8 Stunden: 5.88%

6. Halten Sie die derzeitige Pfelesachleistungen bzw. Pflegegeldleistungen Ihrer Betreuungs- bzw. pflegebedürftigen Person für ausreichend? *

Anzahl Teilnehmer: 17

4 (23.5%): Ja

12 (70.6%): Nur teilweise ausreichend

1 (5.9%): Nein

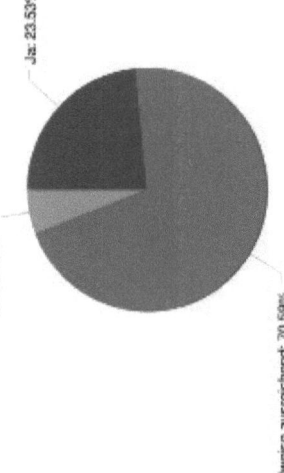

Ja: 23.53%

Nein: 5.88%

Nur teilweise ausreichend: 70.59%

7. Fühlen Sie sich bei Ihrer Betreuungs- und Pflegearbeit überlastet? *

Anzahl Teilnehmer: 17

- (0.0%): immer

1 (5.9%): sehr häufig

8 (47.1%): häufig

8 (47.1%): ab und zu

- (0.0%): nie

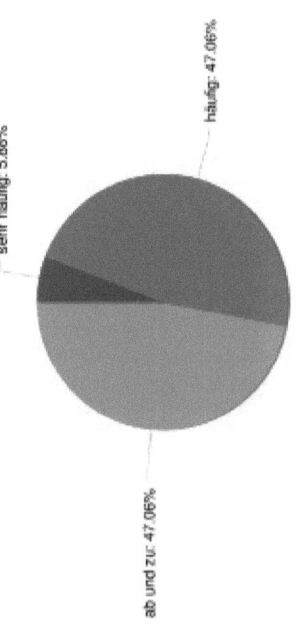

sehr häufig: 5.88%

häufig: 47.06%

ab und zu: 47.06%

8. Welche Belastungen treten oder traten im Rahmen der Pflege bei Ihnen auf? (maximal 3 Antworten)

Anzahl Teilnehmer: 17

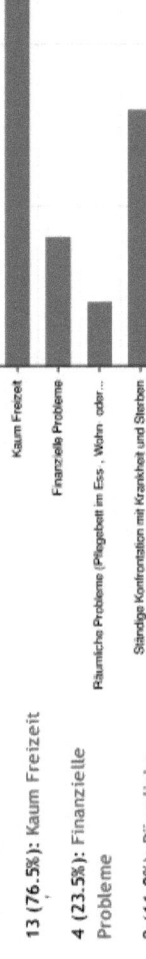
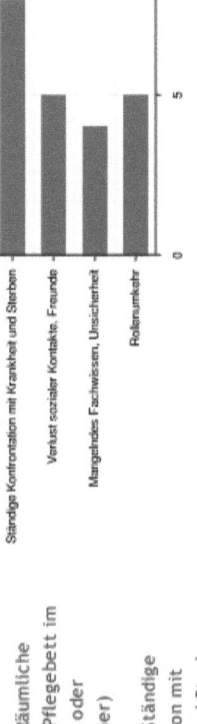

13 (76.5%): Kaum Freizeit

4 (23.5%): Finanzielle Probleme

2 (11.8%): Räumliche Probleme (Pflegebett im Ess-, Wohn- oder Kinderzimmer)

8 (47.1%): Ständige Konfrontation mit Krankheit und Sterben

5 (29.4%): Verlust sozialer Kontakte, Freunde

4 (23.5%): Mangelndes Fachwissen, Unsicherheit

5 (29.4%): Rollenumkehr

9. Welche der körperlichen Belastungen treten oder traten im Rahmen der Pflege bei Ihnen auf?

Anzahl Teilnehmer: 17

6 (35.3%):
Rückenschmerzen

3 (17.6%): Verspannungen
im Schulterbereich

6 (35.3%):
Schlafstörungen,
gestörte Nachtruhe

- (0.0%):
Magenschmerzen

1 (5.9%): Herz-
Kreislaufprobleme

1 (5.9%): Sonstige

- (0.0%): Keine

Rückenschmerzen: 35.29%

Verspannungen im Schulterbereich: 17.65%

Schlafstörungen, gestörte Nachtruhe: 35.29%

Herz-Kreislaufprobleme: 5.88%

Sonstige: 5.88%

10. Welche der psychischen Belastungen treten oder traten im Rahmen der Pflege bei Ihnen auf?

Anzahl Teilnehmer: 17

1 (5.9%): Verantwortung

- (0.0%): Aussichtslosigkeit

10 (58.8%): Stetige Präsenz

- (0.0%): Isolation

4 (23.5%): Allgemeine Überforderung

2 (11.8%): Sonstige

- (0.0%): Keine

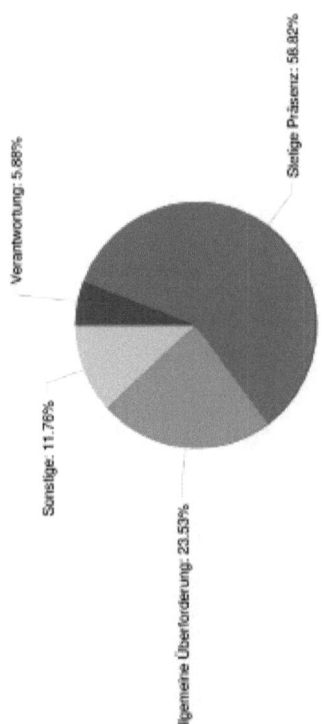

Verantwortung: 5.88%

Stetige Präsenz: 58.82%

Sonstige: 11.76%

Allgemeine Überforderung: 23.53%

11. Haben Sie die Möglichkeit, für sich selbst Freiräume zu schaffen um zu neuen Kräften zu kommen? "

Anzahl Teilnehmer: 17

5 (29.4%): Ja

11 (64.7%): Manchmal

1 (5.9%): Nein

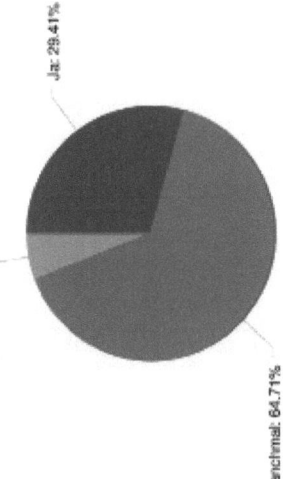

Ja: 29.41%

Nein: 5.86%

Manchmal: 64.71%

12. Sind Sie neben der Pflege ihrer Angehörigen berufstätig und hat ihr Arbeitgeber ausreichend Verständnis für Zeit, die Sie evtl. für die Pflege Ihres Angehörigen brauchen? Dies kann z.B. sein: Anrufe in Ihrer Arbeitszeit, Begleitung bei Arztbesuchen, usw. *

Anzahl Teilnehmer: 17

2 (11.8%): Ich arbeite Vollzeit und meine AG gibt mir überwiegend die notwendige Zeit

5 (29.4%): Ich arbeite Vollzeit und mein AG gibt mir nicht die notwendige Zeit

3 (17.6%): Ich arbeite in Teilzeit und meine AG gibt mir überwiegend die notwendige Zeit

2 (11.8%): Ich arbeite in Teilzeit und mein AG gibt mir nicht die notwendige Zeit

- (0.0%): Ja auf Minijob-Basis

5 (29.4%): Ich bin nicht berufstätig

Ich arbeite Vollzeit und meine AG gibt mir überwie... 11.76%

Ich arbeite Vollzeit und mein AG gibt mir nic

Ich bin nicht berufstätig 29.41%

3 in Teilzeit und mein AG gibt mir nicht... 11.76%

Ich arbeite in Teilzeit und meine AG gibt mir über... 17.65%

13. Würden Sie, wenn dies anstünde, die Betreuung/ Pflege erneut übernehmen? *

Anzahl Teilnehmer: 17

14 (82.4%): Ja

1 (5.9%): Nein

2 (11.8%): Weiß nicht

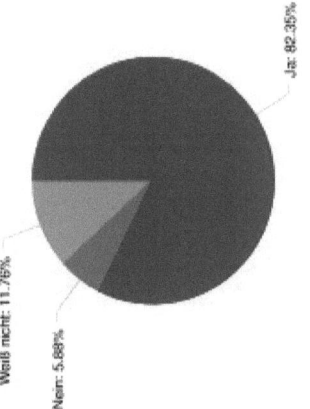

Ja: 82.35%

Weiß nicht: 11.76%

Nein: 5.88%

14. Welche Leistungen und Angebote fehlen Ihnen als pflegender Angehöriger oder könnten Ihrer Meinung nach besser sein?

Anzahl Teilnehmer: 17

3 (17.6%): Beratung und Information über Hilfsangebote

1 (5.9%): Schulungen und Kurse

9 (52.9%): Freizeit- und Ausgleichsangebote für pflegende Angehörige

- (0.0%): Beratung und Informationen über Krankheiten und ihren Verlauf

4 (23.5%): Umfassende ärztliche Betreuung

- (0.0%): Sonstiges

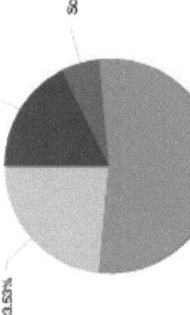

Beratung und Information über Hilfsangebote: 17.65%

Schulungen und Kurse: 5.88%

Umfassende ärztliche Betreuung: 23.53%

Freizeit- und Ausgleichsangebote für pflegende Ang...: 52.94%

15. Nehmen Sie eine der unten angeführten Angebote zu Ihrer Entlastung regelmäßig in Anspruch? (Maximal 3 Antworten möglich) *

Anzahl Teilnehmer: 17

12 (70.6%): Ambulante Dienste/ Sozialstationen

4 (23.5%): Kurzzeitpflege

3 (17.6%): Tagespflege

- (0.0%): Beratungsstellen

- (0.0%): Pflegekurse der Pflegekassen

- (0.0%): Gesprächskreise für pflegende Angehörige

1 (5.9%): Palliativnetzwerke

1 (5.9%): Kirchengemeinden

10 (58.8%): Haushaltshilfe

2 (11.8%): Essen auf Rädern

- (0.0%): Besuchsdienst (sozialer Kontakt)

- (0.0%): 24h Pflegekraft

1 (5.9%): Sonstige

2 (11.8%): Keine

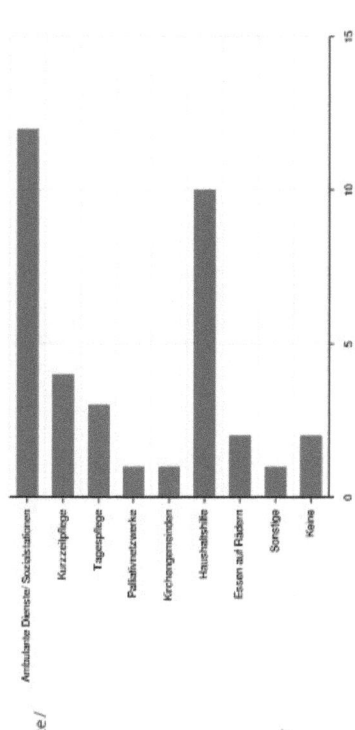

16. Wie ist die Beziehung zwischen Ihnen und den professionellen Pflegekräften und fühlen Sie sich wertgeschätzt? Wenn Sie keine Erfahrung mit professionellen Pflegekräften haben, überspringen Sie die Frage bitte.

Anzahl Teilnehmer: 15

2 (13.3%): Sehr gut; ich fühle mich immer wertgeschätzt

11 (73.3%): Gut, ich fühle mich meistens wertgeschätzt

2 (13.3%): Befriedigend; ich fühle mich manchmal wertgeschätzt

- (0.0%): Ausreichend; ich fühle mich selten wertgeschätzt

- (0.0%): Mangelhaft; ich fühle mich selten bis fast garnicht wertgeschätzt

- (0.0%): Schlecht; ich fühle mich garnicht wertgeschätzt

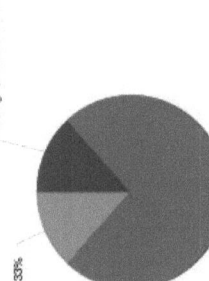

Sehr gut; ich fühle mich immer wertgeschätzt: 13.33%

Befriedigend; ich fühle mich manchmal wertgeschätz...: 13.33%

Gut, ich fühle mich meistens wertgeschätzt: 73.33%

17. Was glauben Sie, wie wichtig werden die pflegenden Angehörigen/ LaienpflegerInnen für unsere Zukunft sein? *

Anzahl Teilnehmer: 17

12 (70.6%): Äußerst wichtig

5 (29.4%): Sehr wichtig

- (0.0%): Relativ wichtig

- (0.0%): Etwas wichtig

- (0.0%): Überhaupt nicht wichtig

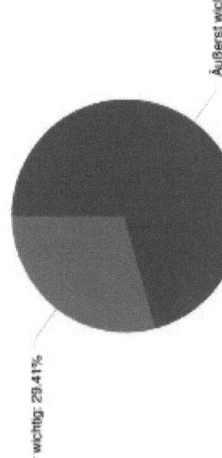

Sehr wichtig: 29.41%

Äußerst wichtig: 70.59%

BEI GRIN MACHT SICH IHR WISSEN BEZAHLT

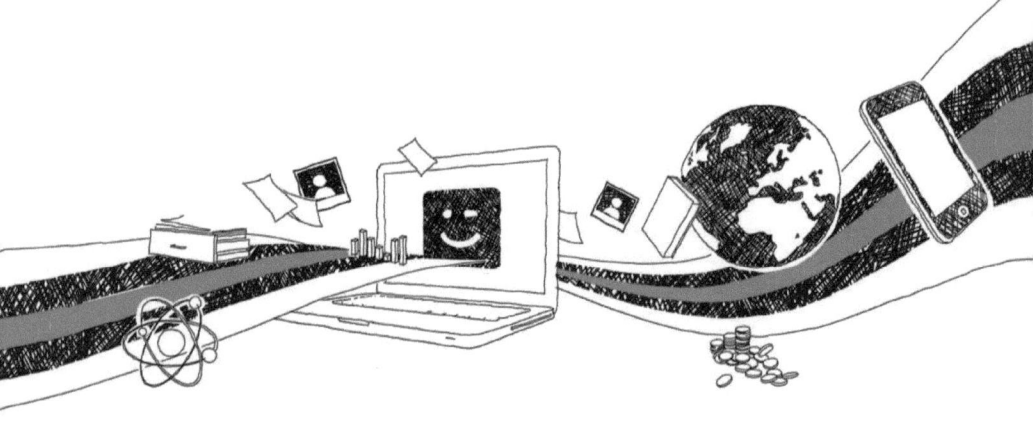

- Wir veröffentlichen Ihre Hausarbeit,
  Bachelor- und Masterarbeit

- Ihr eigenes eBook und Buch -
  weltweit in allen wichtigen Shops

- Verdienen Sie an jedem Verkauf

Jetzt bei www.GRIN.com hochladen
und kostenlos publizieren

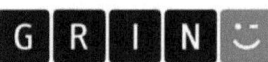